Arthrose du genou

Tout ce que tu as besoin de savoir

Dr Sheila Harrison

Clause de non-responsabilité

Ce contenu sert à fournir des informations générales sur la maladie et vise à vous permettre de demander une assistance médicale rapide si nécessaire pour prévenir les complications. Il est essentiel de souligner que ces informations ne remplacent pas la consultation d'un médecin qualifié. Le domaine de la science médicale est en constante évolution et, en raison de la nature dynamique des connaissances médicales, nous vous recommandons de demander l'avis d'un expert si vous rencontrez des incohérences ou si vous avez l'intention de prendre des mesures sur la base des informations contenues dans ce contenu. Ne négligez jamais les conseils médicaux professionnels et ne retirez jamais le traitement en fonction de quelque chose que vous avez lu en ligne, y compris ce document, ou de toute autre source en ligne. N'oubliez jamais qu'Internet ne peut pas vous guérir ; la guérison passe plutôt par les conseils de professionnels de la santé et par la providence de Dieu.

Table des matières

Clause de non-responsabilité   1

Table des matières   2

Introduction   3

Section 1   4

    APERÇU (Arthrose du genou)   4

Section 2   8

    Symptômes de l'arthrose du genou   8

Section 3   11

    Causes de l'arthrose du genou   11

Section 4   13

    Facteurs de risque associés à l'arthrose du genou   13

Article 5   15

    Processus de diagnostic de l'arthrose du genou ?   15

Article 6   17

    Complications associées à l'arthrose du genou   18

Article 7   23

    Traitement de l'arthrose du genou   23

Article 8   27

    Prévention de l'arthrose du genou   27

Article 9   30

    FAQ sur l'arthrose du genou   30

Introduction

L'arthrose, communément appelée arthrose, est la forme d'arthrite la plus répandue et touche un grand nombre de personnes à travers le monde. Cette affection se caractérise par la dégénérescence progressive du cartilage articulaire et de l'os sous-jacent. Bien que l'arthrose puisse se manifester dans diverses articulations du corps, elle cible fréquemment les articulations du genou, entraînant un risque accru de fractures du fémur, du tibia ou de la rotule.

Genou normal

Arthrose

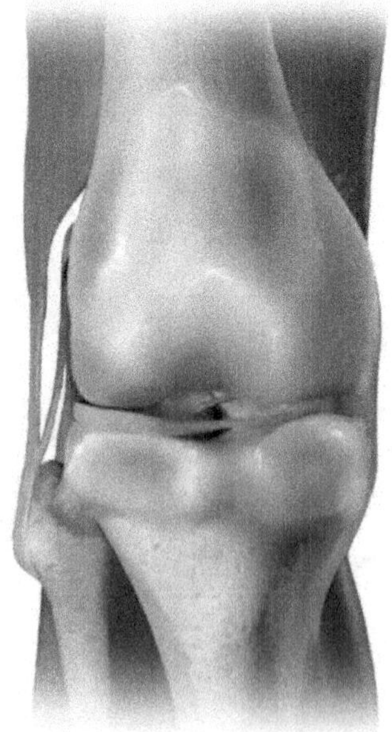

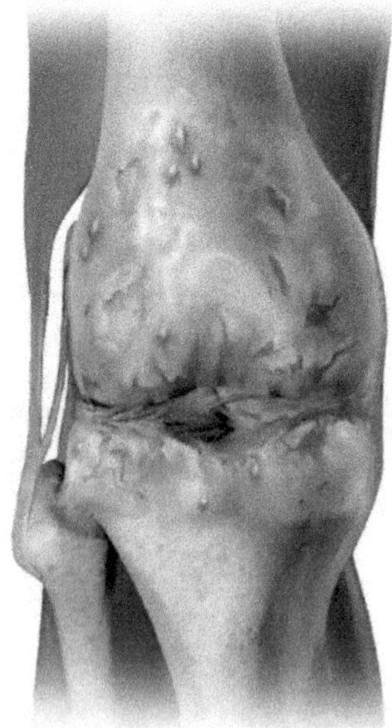

Section 1
APERÇU (Arthrose du genou)

Un aspect frappant de l'arthrose du genou est qu'elle ne fait aucune discrimination en fonction de l'âge. Cette maladie peut toucher des individus de tout âge, ce qui en fait une préoccupation tout au long de la vie. Cependant, le risque de développer une arthrose du genou augmente considérablement après l'âge de quarante-cinq ans. À mesure que les individus vieillissent, l'usure de leur corps s'accumule, ce qui a un impact sur la santé des articulations de leurs genoux.

L'arthrose du genou est une maladie à multiples facettes dont de nombreux facteurs contribuent à son développement. L'infection est une cause potentielle ; cependant, elle est moins courante que d'autres influences. Dans les cas où une infection s'installe dans l'articulation du genou, elle peut entraîner une inflammation, des dommages au cartilage et des modifications des tissus articulaires pouvant conduire à l'arthrose.

L'obésité est un autre contributeur majeur au développement et à la progression de l'arthrose du genou. L'excès de poids corporel exerce une pression importante sur les articulations du genou, accélérant le processus d'usure. Le cartilage qui protège les extrémités des os devient plus vulnérable aux dommages à mesure qu'il lutte pour supporter la charge supplémentaire. Par conséquent, l'obésité amplifie considérablement le risque d'arthrose du genou.

On sait que les changements hormonaux et les prédispositions génétiques jouent un rôle dans le développement de l'arthrose du genou. Ces facteurs peuvent rendre certaines personnes plus vulnérables à la maladie. Même si des recherches sont en cours pour mieux comprendre l'influence des hormones et de la génétique sur l'arthrose, il apparaît clairement qu'elles contribuent à la complexité de cette maladie multifactorielle.

L'arthrose du genou révèle notamment une différence liée au sexe. Les femmes sont plus susceptibles que les hommes de développer une arthrose des articulations du genou. Cet écart est influencé par une combinaison de facteurs, notamment les variations hormonales, les différences d'alignement des articulations et les prédispositions génétiques.

L'échelle mondiale de l'arthrose du genou

Une étude publiée dans la revue respectée Lancet en 2020 a fourni une révélation brutale concernant la prévalence de l'arthrose du genou. La recherche a estimé que 654,1 millions de personnes âgées de quarante ans ou plus souffraient d'arthrose du genou dans le monde. Ces chiffres soulignent l'énorme impact de cette maladie sur la vie des gens et le fardeau important qu'elle fait peser sur la société en matière de soins de santé.

Arthrose du genou aux États-Unis

L'arthrose du genou est un problème de santé majeur aux États-Unis, en particulier chez les personnes âgées et les personnes présentant des facteurs de risque spécifiques. La prévalence de l'arthrose du genou chez les personnes de plus de quarante ans varie de 16 % à 23 %, avec des taux plus élevés observés dans les tranches d'âge plus élevées. Le fardeau économique de l'arthrose du genou est important et englobe les coûts de santé associés au diagnostic, au traitement et à la prise en charge.

Les personnes souffrant d'arthrose du genou sont confrontées à de nombreux défis. Les fractures, les douleurs chroniques et les complications associées compromettent leur qualité de vie, leur mobilité et leur indépendance. Cela n'affecte pas seulement les individus, mais a également un impact sociétal important.

Le besoin de soins de longue durée

L'une des conséquences courantes de l'arthrose du genou est la nécessité de soins à domicile de longue durée en raison de l'inconfort chronique qu'elle provoque. Cette pression supplémentaire sur les systèmes de santé, les familles et les individus constitue une préoccupation considérable.

En résumé, l'arthrose du genou est une maladie complexe comportant divers facteurs de risque qui s'ajoutent à sa forte incidence et à son fardeau financier important tant pour les individus que pour la société. Le bien-être des personnes souffrant d'arthrose du genou et des systèmes de santé qui les soignent dépend des efforts visant à mieux comprendre, prévenir et gérer cette maladie.

Section 2
Symptômes de l'arthrose du genou

Certains des symptômes les plus courants de l'arthrose du genou sont les suivants :

- **Douleur:** Le signe le plus typique de l'arthrose de l'articulation du genou est une douleur persistante. La douleur peut être subtile ou aiguë, et elle peut s'aggraver lorsque vous marchez, montez des escaliers ou restez immobile pendant une longue période. De plus, la douleur peut s'aggraver pendant les périodes d'inactivité.

- **Raideur:** Un signe courant de l'arthrose du genou est la raideur de l'articulation du genou, en particulier après de longues périodes de repos ou d'inactivité. Bouger ou plier le genou peut être difficile s'il semble raide et peu naturel.

- **Gonflement:** Un signe d'arthrose du genou est un gonflement ou une inflammation de l'articulation. L'articulation peut sembler chauffée au toucher, avoir un aspect gonflé visible et être tendue.

- **Mobilité réduite:** Un autre symptôme de l'arthrose du genou est la diminution de l'amplitude de mouvement de l'articulation du genou. Il peut devenir difficile de redresser ou de plier complètement le genou, limitant ainsi la flexibilité et la mobilité.

- **Crème:** La crépitation est l'un des signes les plus courants d'arthrose du genou. Lorsqu'une personne bouge l'articulation du genou, elle peut ressentir ou entendre un crépitement ou un grincement. Ce bruit est le résultat de l'usure ou de l'abrasivité du cartilage à l'intérieur de l'articulation.

- **Faiblesse:** La faiblesse musculaire de l'articulation du genou est un symptôme possible de l'arthrose chez certaines personnes. Cette faiblesse peut être un facteur d'instabilité ainsi que des problèmes d'équilibre et de marche.

- **Limites fonctionnelles:** À mesure que l'arthrose du genou s'aggrave, les personnes peuvent avoir plus de difficultés à effectuer les tâches habituelles, notamment marcher, monter les escaliers et se lever d'une position assise. La qualité de vie globale peut être considérablement affectée par ces restrictions fonctionnelles.

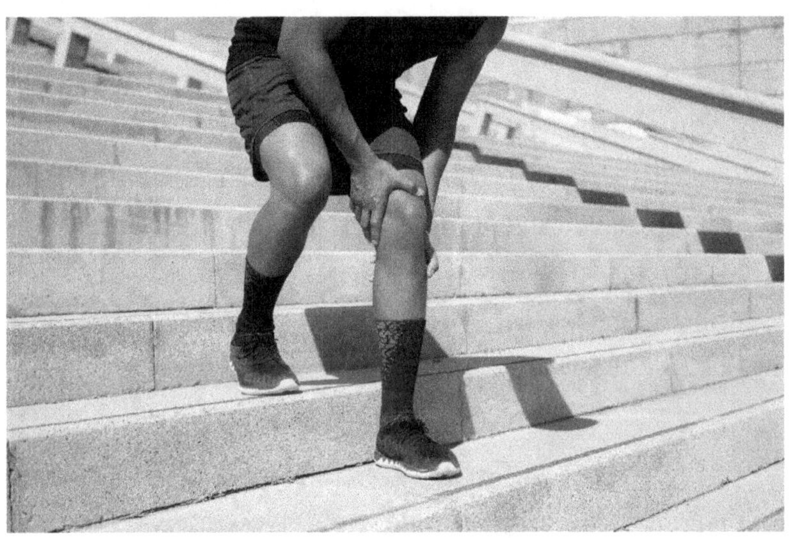

Section 3
Causes de l'arthrose du genou

Les causes de l'arthrose du genou peuvent être multifactorielles, impliquant une combinaison de facteurs génétiques, biomécaniques et liés au mode de vie. Voici quelques causes courantes :

- **Blessures chroniques et stress articulaire:** Les personnes qui passent beaucoup de temps debout et qui soulèvent fréquemment des charges lourdes en position debout, accroupies ou en rampant peuvent souffrir de « mini-traumatismes » au niveau des articulations du genou. Cela peut provoquer une arthrose du genou.

- **Manque d'activité physique:** Si une pression excessive sur l'articulation du genou peut entraîner de l'arthrite, son manque peut également l'être. Pour favoriser la santé et la réparation du cartilage, le cartilage de l'articulation du genou doit être soumis à un stress de mise en charge. Un manque d'activité physique prolongée peut également provoquer une arthrose du genou.

- **Problèmes de tonus musculaire:** Lorsque les muscles des ischio-jambiers, des quadriceps et des mollets sont faibles, le cartilage du genou et les os sous-jacents subissent un stress plus important. Une arthrose du genou peut alors se développer.

- **Modifications biochimiques:** La recherche a identifié certaines anomalies biochimiques dans les articulations du genou provoquées par l'arthrose.

- **Désalignement des articulations:** Un alignement anormal de l'articulation du genou, comme des jambes arquées ou des genoux cagneux, peut exercer une pression inégale sur les surfaces articulaires, entraînant une usure accrue.

Section 4
Facteurs de risque associés à l'arthrose du genou

- **Âge:** Avec l'âge, le cartilage subit une usure accrue et sa capacité à se réparer diminue.

- **Poids:** Des tensions peuvent survenir au niveau d'une articulation en raison d'une augmentation de poids, notamment au niveau des genoux. Chaque livre acquis peut ajouter 3 à 4 livres de poids supplémentaire aux genoux.

- **Hérédité:** Cela inclut les changements génétiques qui peuvent augmenter le risque de développer de l'arthrose.

- **Genre:** L'arthrose du genou touche plus de femmes que d'hommes.

Traumatismes dus au stress répétitif (RSI)

Ces blessures surviennent lorsqu'un stress répété se produit sur une articulation. Cela dépend généralement de la profession d'une personne. Les personnes qui occupent des emplois qui nécessitent beaucoup d'activité physique et qui sollicitent les articulations sont plus susceptibles de développer de l'arthrose.

- **Les athlètes:** Les athlètes qui participent au football, au tennis ou à la course de fond peuvent être plus susceptibles de développer une arthrose du genou.

- **Autres maladies:** L'arthrose est plus fréquente chez les personnes atteintes de polyarthrite rhumatoïde. Ce type d'arthrose survient chez les personnes atteintes d'une autre maladie articulaire, appelée arthrite secondaire.

- **Problèmes métaboliques:** L'arthrose est plus fréquente chez les personnes souffrant de problèmes métaboliques, tels qu'une surcharge en fer ou un excès d'hormone de croissance.

Article 5
Processus de diagnostic de l'arthrose du genou ?

L'arthrose du genou est généralement diagnostiquée par évaluation clinique, évaluation des antécédents médicaux et imagerie diagnostique. Voici les méthodes courantes pour le diagnostic de l'arthrose du genou :

Antécédents médicaux

Le médecin discutera de vos symptômes, de leur durée et de toute blessure ou condition médicale antérieure pouvant contribuer à votre douleur au genou.

Examen physique

Un examen physique par votre médecin sera la première étape du diagnostic de l'arthrose du genou. Le médecin effectuera un examen physique de votre articulation du genou, évaluant son amplitude de mouvement, sa stabilité et ses signes d'inflammation. Ils peuvent également rechercher un gonflement des articulations, une sensibilité et la présence de crépitements (un crépitement) pendant le mouvement.

Études d'imagerie

Diverses techniques d'imagerie peuvent être utilisées pour évaluer l'articulation du genou et confirmer le diagnostic d'arthrose. Ceux-ci peuvent inclure :

- **Radiographies:** Les images radiographiques de l'arthrose du genou fournissent des structures détaillées des os et peuvent révéler un rétrécissement de l'espace articulaire, des éperons osseux et d'autres changements caractéristiques associés à l'arthrose. Les radiographies montrent une détérioration des os et du cartilage ainsi que l'existence d'éperons osseux. Cela peut aider au diagnostic de l'arthrose du genou. Lorsque les radiographies ne révèlent pas une cause claire de l'inconfort articulaire ou lorsque les radiographies indiquent que d'autres types de tissus articulaires peuvent être blessés, des IRM peuvent être demandées.

- **Imagerie par résonance magnétique (IRM):** Les examens IRM utilisent de puissants aimants et des ondes radio pour produire des images détaillées de l'articulation du genou, y compris du cartilage, des ligaments et des tissus mous environnants. Cela peut aider à évaluer l'étendue des dommages au cartilage et à identifier d'autres causes possibles de douleur au genou.

- **Ultrason:** L'imagerie échographique peut être utilisée pour visualiser les tissus mous, tels que la synoviale et les ligaments, et peut aider à identifier une inflammation ou une accumulation de liquide dans l'articulation.

- **Tests de laboratoire:** Bien qu'il n'existe pas de tests sanguins spécifiques pour le diagnostic de l'arthrose du genou, des tests sanguins peuvent être demandés pour exclure d'autres affections pouvant imiter l'arthrose, comme la polyarthrite rhumatoïde.

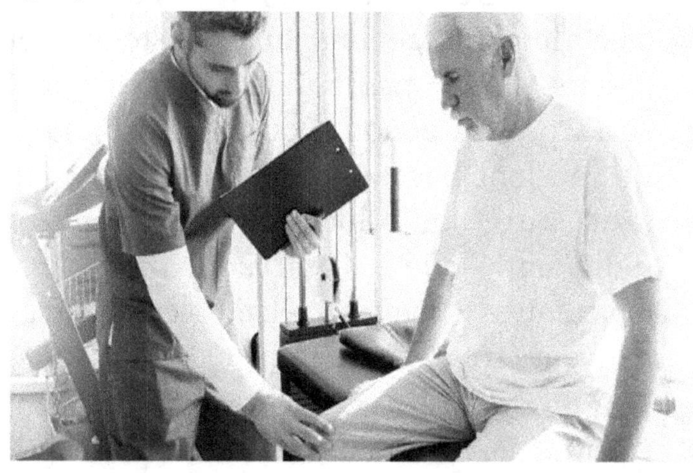

Article 6
Complications associées à l'arthrose du genou

L'arthrose du genou est une maladie qui entraîne toute une série de complications, ayant un impact significatif sur la vie des personnes touchées. Nous examinerons ici certaines des principales complications associées à l'arthrose du genou.

- **Raideur et douleur:** L'une des principales complications de l'arthrose du genou est la raideur et la douleur persistantes qu'elle inflige aux individus. À mesure que la maladie progresse, les articulations du genou deviennent moins flexibles et plus rigides, entraînant une raideur. Cette raideur peut être particulièrement prononcée le matin ou après des périodes d'inactivité prolongées. La douleur est une autre caractéristique de l'arthrose du genou. La douleur est souvent localisée à l'articulation du genou affectée et peut aller d'un léger inconfort à une agonie sévère. Cela peut être constant ou survenir lors de certaines activités, comme marcher ou rester debout. Ces douleurs et raideurs chroniques ont un impact profond sur la vie quotidienne d'une personne, affectant sa capacité à effectuer des tâches de routine et à profiter d'activités régulières.

- **Défis physiques et de mobilité:** L'arthrose du genou a un effet en cascade sur les capacités physiques et la mobilité d'un individu. À mesure que la maladie s'aggrave, elle entraîne des limitations physiques qui rendent les mouvements et les tâches quotidiens de plus en plus difficiles. Les personnes souffrant d'arthrose du genou ont souvent du mal à se livrer à des activités qui étaient autrefois routinières, comme marcher, monter des escaliers ou même rester debout pendant de longues périodes. La douleur et la raideur associées à l'arthrose du genou entravent le libre mouvement de l'articulation, rendant la flexion et la flexion de l'articulation du genou difficiles.

- **Impact sur les activités quotidiennes:** Les complications de l'arthrose du genou s'étendent au-delà du domaine physique et affectent la capacité d'une personne à mener à bien ses activités quotidiennes. Quelque chose d'aussi fondamental que marcher peut devenir une tâche pénible et laborieuse. La douleur et l'inconfort ressentis lors des activités de mise en charge peuvent entraîner des limitations importantes, ayant un impact sur l'indépendance d'un individu. Des tâches comme aller à l'épicerie, se promener dans le parc ou rendre visite à des amis et à la famille deviennent de plus en plus difficiles.

- **Qualité de vie altérée:** L'arthrose du genou affecte non seulement le bien-être physique, mais altère également considérablement la qualité de vie. L'inconfort, la douleur et la mobilité réduite entraînent souvent de la frustration et une diminution du sentiment de bien-être. Les limitations qu'impose l'arthrose du genou peuvent également avoir des conséquences émotionnelles et psychologiques, provoquant des sentiments de tristesse, d'anxiété, voire de dépression.
- **Participation réduite aux activités:** À mesure que l'arthrose du genou progresse et que les complications s'intensifient, les individus peuvent commencer à se retirer de diverses activités qu'ils appréciaient autrefois. Ils peuvent éviter de s'engager dans des activités physiques et sociales qui impliquent du mouvement en raison de la peur de la douleur ou de lésions articulaires supplémentaires. Par conséquent, leur vie sociale peut être affectée car ils participent moins aux activités ou aux rassemblements de groupe.

- **Défis liés aux soins personnels:** Les activités quotidiennes de soins personnels, comme prendre un bain, s'habiller et se toiletter, peuvent également devenir difficiles pour les personnes souffrant d'arthrose du genou. Des tâches simples comme se pencher pour attacher ses lacets ou entrer et sortir de la douche peuvent devenir ardues. Ces défis en matière de soins personnels peuvent éroder le sentiment d'indépendance d'un individu.

Dans l'ensemble, les personnes souffrant d'arthrose du genou connaissent diverses difficultés dans la vie. La qualité de vie d'une personne peut être affectée négativement, ses routines quotidiennes peuvent être perturbées et elle peut éprouver des difficultés émotionnelles et sociales en raison de la douleur, de la raideur et des limitations de sa mobilité physique et de ses activités. Comprendre ces enjeux est essentiel pour créer des stratégies efficaces pour gérer l'arthrose du genou et améliorer le bien-être des personnes vivant avec cette maladie.

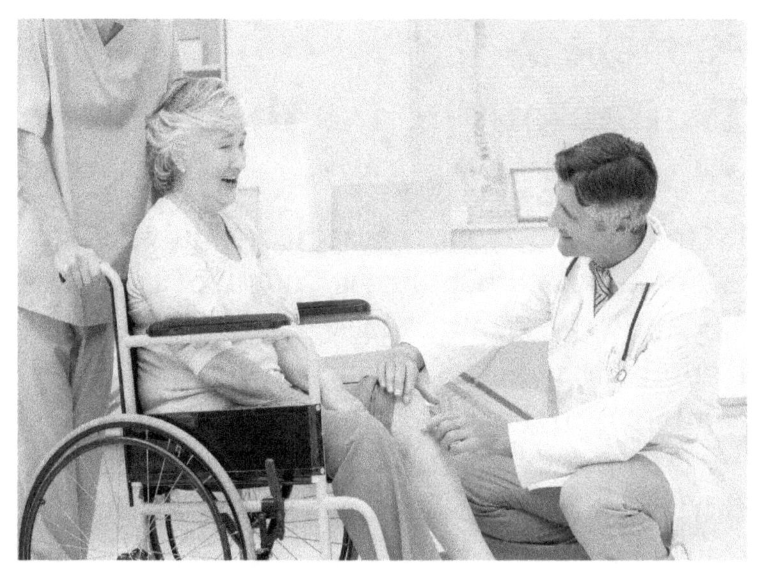

Article 7
Traitement de l'arthrose du genou

Le traitement de l'arthrose du genou vise à soulager la douleur, à améliorer la fonction articulaire et à améliorer la qualité de vie globale de l'individu. L'approche thérapeutique peut impliquer une combinaison d'interventions non pharmacologiques, de médicaments et, dans les cas graves, d'options chirurgicales. Voici quelques stratégies de traitement courantes pour l'arthrose du genou :

Interventions non pharmacologiques :

- **Gestion du poids:** Maintenir un poids santé ou perdre du poids peut réduire le stress sur l'articulation du genou.
- **Exercice et physiothérapie:** Les exercices de renforcement, les activités aérobiques à faible impact et les exercices de flexibilité peuvent aider à améliorer la stabilité et la mobilité des articulations et à réduire la douleur.
- **Dispositifs d'assistance:** L'utilisation des appareils fonctionnels comme les appareils orthodontiques, les orthèses ou les aides à la

marche peuvent fournir un soutien et réduire la pression sur l'articulation du genou.

- **Thérapie par le chaud et le froid:** L'application de compresses chaudes ou froides sur le genou peut aider à soulager la douleur et l'inflammation..

Interventions pharmacologiques

- **Analgésiques:** Les analgésiques en vente libre comme l'acétaminophène ou les anti-inflammatoires non stéroïdiens (AINS) peuvent aider à gérer la douleur et à réduire l'inflammation..

- **Médicaments topiques :** Les crèmes, gels ou patchs contenant des AINS ou de la capsaïcine peuvent être appliqués directement sur l'articulation du genou pour un soulagement localisé de la douleur..

- **Injections intra-articulaires:** Les injections de corticostéroïdes ou d'acide hyaluronique peuvent soulager la douleur temporaire et réduire l'inflammation de l'articulation du genou..

Interventions chirurgicales :

- **Arthroscopie:** Chirurgie mini-invasive pour réparer ou enlever les tissus endommagés de l'articulation du genou.

- **Ostéotomie:** Une intervention chirurgicale qui consiste à remodeler ou à réaligner les os pour soulager la pression sur la zone endommagée.

- **Arthroplastie totale du genou:** Dans les cas graves, l'articulation du genou endommagée peut être remplacée avec un joint artificiel composé de composants métalliques et plastiques. Vous devez consulter le médecin car il vous le proposera quand subir une arthroplastie du genou.

Thérapies complémentaires et alternatives :

- **Acupuncture:** L'insertion de fines aiguilles dans des points spécifiques du corps pour aider à réduire la douleur et à améliorer les symptômes.

- **Suppléments à base de plantes:** On pense que certains suppléments à base de plantes, tels que la glucosamine et le sulfate de chondroïtine, soulagent les symptômes, bien que les preuves scientifiques soient mitigées..

Le choix du traitement dépend de divers facteurs, notamment la gravité des symptômes, les préférences individuelles et les recommandations du médecin.

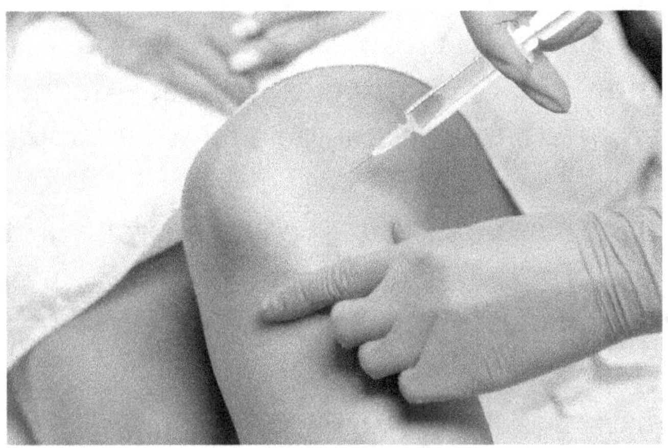

Article 8
Prévention de l'arthrose du genou

Bien qu'il ne soit peut-être pas possible de prévenir entièrement l'arthrose du genou, certaines modifications et stratégies du mode de vie peuvent aider à réduire le risque ou à retarder l'apparition de la maladie.

Les mesures suivantes contribueront à la santé générale des genoux et peuvent prévenir le développement et la progression de l'arthrose du genou :

- **Maintenir un poids santé:** L'excès de poids exerce une pression supplémentaire sur les articulations du genou, augmentant ainsi le risque d'arthrose. Maintenir un poids santé ou perdre du poids si nécessaire peut aider à réduire la charge sur les articulations et peut vous prévenir de l'arthrose du genou.

- **Exercice régulier:** L'exercice aide à renforcer les muscles autour de l'articulation du genou, améliore la stabilité des articulations et favorise la santé globale des articulations. L'exercice régulier peut vous éviter l'arthrose du genou. Participez à des exercices réguliers comprenant une combinaison d'activités cardiovasculaires, de musculation et d'exercices de flexibilité.

- **Protégez vos articulations:** Lorsque vous participez à des sports ou à des activités physiques, utilisez un équipement de protection approprié, comme des genouillères, pour minimiser les risques de blessures au genou pouvant entraîner de l'arthrose.

- **Pratiquez une bonne posture et une bonne mécanique corporelle:** Maintenez une posture et une mécanique corporelle appropriées pendant des activités telles que s'asseoir, se tenir debout, soulever et se pencher pour minimiser le stress excessif sur les articulations du genou.

- **Évitez les stress répétitifs au genou:** Limitez les activités qui impliquent un stress répétitif sur les genoux, comme s'agenouiller, s'accroupir ou rester debout pendant de longues périodes, en particulier sur des surfaces dures. Cela peut aider à prévenir l'arthrose du genou.

- **Utilisez des chaussures qui soutiennent les articulations:** Portez des chaussures confortables et offrant un bon maintien qui offrent un amorti et une absorption des chocs pour réduire l'impact sur les articulations du genou.

- **Échauffement et refroidissement:** Avant de vous lancer dans une activité physique, échauffez vos muscles et vos articulations avec des exercices doux et des étirements. Ensuite, rafraîchissez-vous et étirez-vous pour aider à maintenir la flexibilité et prévenir les tensions musculaires.

- **Maintenir un mode de vie sain:** Adoptez un mode de vie sain qui comprend une alimentation équilibrée, riche en nutriments, une hydratation adéquate et évitez de fumer, car fumer a été associé à un risque accru d'arthrose.

Article 9
FAQ sur l'arthrose du genou

Le diabète et l'arthrose du genou sont-ils liés ?

Le diabète et l'arthrose du genou partagent des facteurs de risque comme l'obésité et les inflammations. Ils peuvent s'influencer indirectement en raison de l'activité physique limitée causée par l'arthrose et des interactions médicamenteuses potentielles. La gestion de ces deux affections nécessite une surveillance médicale étroite et des ajustements du mode de vie.

L'arthrose du genou peut-elle affecter les maladies rénales ?

L'arthrose du genou et les maladies rénales touchent principalement différentes parties du corps. Mais ils peuvent s'influencer indirectement en raison de facteurs de risque communs, de médicaments, d'inflammations et d'une activité physique réduite.

L'arthrose du genou peut-elle causer des problèmes cardiaques ?

Non, l'arthrose du genou ne provoque pas directement de problèmes cardiaques. Il s'agit d'une maladie dégénérative des articulations qui touche le cartilage et les os, et non le cœur. Cependant, certains facteurs de risque associés à l'arthrose, comme l'obésité et l'inactivité, peuvent contribuer au développement de problèmes cardiaques au fil du temps.

L'arthrose du genou peut-elle causer des problèmes de foie ?

L'arthrose du genou est avant tout une affection articulaire et ne provoque pas directement de problèmes hépatiques. Cependant, certains médicaments utilisés pour traiter l'arthrose du genou, comme l'acétaminophène (paracétamol) et les anti-inflammatoires non stéroïdiens (AINS), peuvent potentiellement affecter le foie s'ils sont utilisés de manière excessive ou inappropriée. L'utilisation prolongée ou à forte dose de ces médicaments peut contribuer à des lésions hépatiques.

Un taux de cholestérol élevé provoque-t-il l'arthrose du genou ?

Il n'existe aucune preuve directe suggérant que taux de cholestérol élevé causes arthrose du genou. L'arthrose résulte principalement de l'usure des articulations au fil du temps, de facteurs génétiques et d'autres facteurs de risque tels que l'âge,l'obésité, et des blessures aux articulations. Cependant, des taux de cholestérol élevés et des affections connexes comme l'obésité peuvent contribuer à d'autres problèmes de santé susceptibles d'affecter indirectement la santé des articulations et d'exacerber l'arthrose.

Pourquoi l'arthrose du genou est-elle un signe de faiblesse osseuse ?

L'arthrose du genou n'est pas un signe direct de faiblesse osseuse. Il s'agit d'une maladie dégénérative des articulations qui affecte principalement le cartilage des articulations, et non les os eux-mêmes. Cependant, la santé osseuse sous-jacente peut jouer un rôle dans le développement et la progression de l'arthrose. Des facteurs tels qu'une densité osseuse réduite ou l'ostéoporose peuvent affaiblir le soutien des articulations, augmentant potentiellement le risque de lésions articulaires et aggravant les symptômes de l'arthrose. Ainsi, même si l'arthrose n'est pas en soi un signe de faiblesse osseuse, la santé globale des os peut avoir un impact sur la gravité et la progression de la maladie.